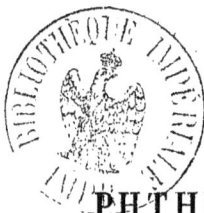

LA CURABILITÉ

DE LA

PHTHISIE PULMONAIRE

À NICE, MENTON, GRASSE

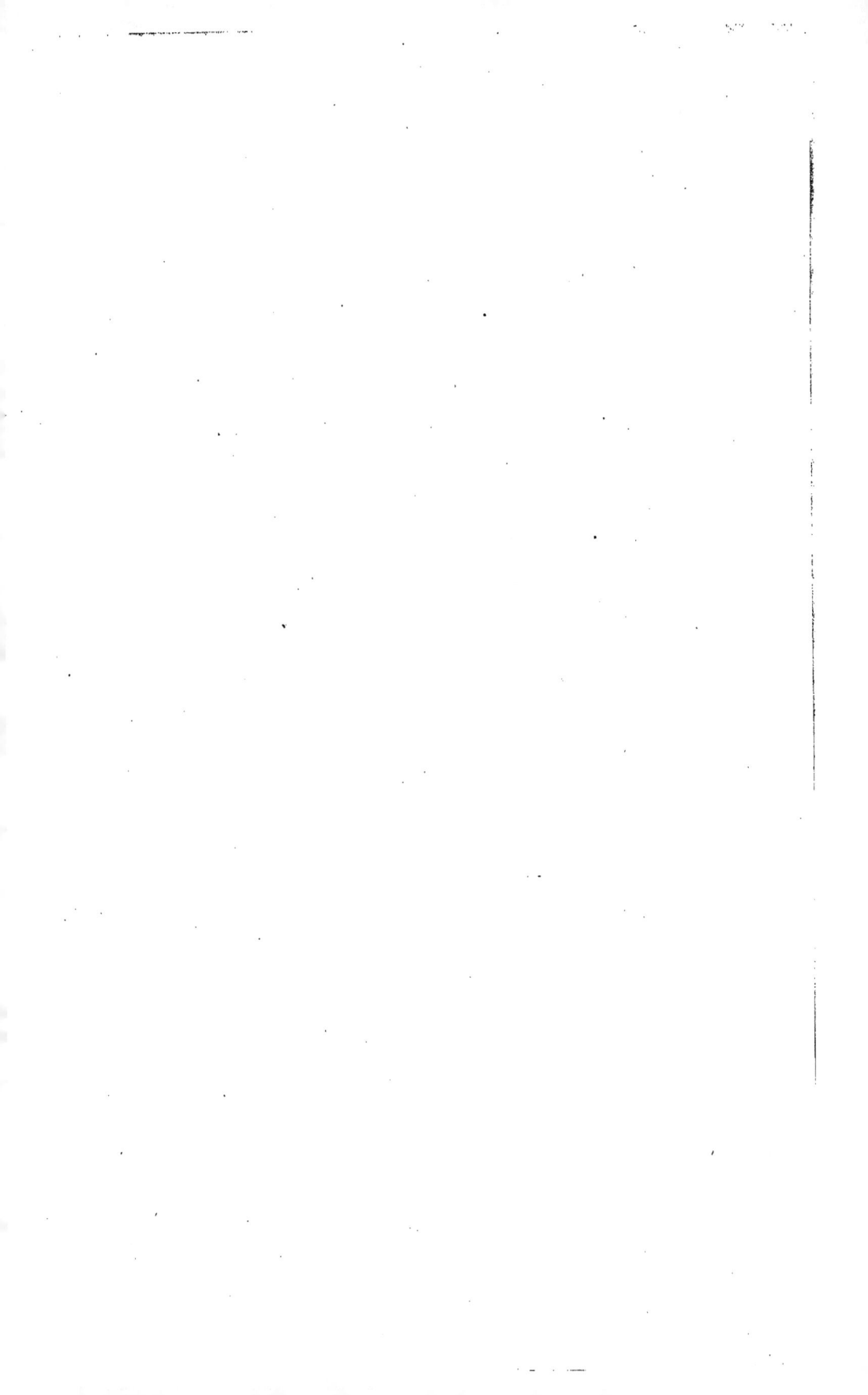

LA CURABILITÉ

DE LA

PHTHISIE PULMONAIRE

DEVANT LE CONGRÈS MÉDICAL DE LYON.

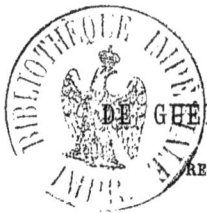

NOMBREUSES OBSERVATIONS

DE GUÉRISON DE PHTHISIE PULMONAIRE

RECUEILLIES DANS LES STATIONS HIVERNALES

DE

NICE, MENTON, GRASSE

ET CONSIDÉRATIONS NOUVELLES SUR CETTE MALADIE

PAR

Le Dr **HUGUES** (de Nice)

Ancien interne des hôpitaux de Lyon, membre correspondant de la Société
des Sciences médicales de la même ville,
et de la Société d'émulation des sciences physiques et naturelles
de Paris.

———o○○○○○———

(Mémoire lu au Congrès médical de Lyon).

———o○○○○○———

LYON

IMPRIMERIE D'AIMÉ VINGTRINIER

RUE DE LA BELLE-CORDIÈRE, 14

1864

˙PRÉFACE

LÉGITIME SATISFACTION QU'ON EST EN DROIT DE TIRER,
EN FAVEUR DE L'INFLUENCE CURATIVE DES CLIMATS
DE NICE ET DE MENTON.

> Ars tota in observationibus.
> HIPP...

Depuis que les voies ferrées sillonnent en tous sens les différentes parties du globe, les grandes distances sont annihilées, et l'émigration des valétudinaires devient plus réalisable. Les médecins, heureux de voir bien des difficultés aplanies, saisissent avec plus d'empressement l'occasion de conseiller à leurs malades le *changement de climat*, méthode thérapeutique dont on a proclamé de tout temps l'utilité incontestable.

Or, il n'est pas difficile de reconnaître que le nombre des étrangers qui voyagent aujourd'hui pour leur santé s'est considérablement accru. Les stations hivernales de réputation ancienne sont débordées ; de toutes parts surgissent de nouvelles localités, qui se justifient de leurs prétentions, au moins par la vogue rapide dont elles jouissent.

Cette grande impulsion donnée à l'émigration ne doit

pas rester stérile pour la médecine : le but général vers lequel doivent tendre tous nos efforts, pour arriver à un résultat avantageux, est l'édification d'une science climatologique. Pour cela faire, chacun doit chercher dans sa sphère d'exercice les matériaux premiers, dégagés de toute préoccupation, de tout parti-pris et basés sur une observation consciencieuse. Ces conditions sont indispensables dans l'avenir, car tous les auteurs qui, jusqu'ici, ont essayé de poser les assises de cette science sont restés à la peine, faute de documents exacts.

C'est qu'en effet, il règne un abus étrange dans la plupart des publications faites sur les stations hivernales. La raison médicale se lasse vite de ces contes où l'arbitraire remplace la statistique fidèle, et la spéculation les sentiments intègres et la dignité.

Qu'on le sache bien, la science honnit toutes ces inventions créées à plaisir, qui, sous la forme d'avis, de réclame ou de promesse, séduisent les gens du monde et affriandent les malades. Leur succès n'est jamais de longue durée, et la déception, le blâme et la méfiance qu'elles laissent derrière elles ne servent qu'à jeter le discrédit et l'injustice sur les choses dont l'utilité et les avantages sont le mieux établis.

Je suis d'autant plus heureux de pouvoir me livrer hardiment à cette critique qu'elle n'est pas dirigée contre ceux de mes confrères qui ont écrit sur Nice, Cannes, Menton ; car, si je ne m'étais pas défendu d'entrer dans des personnalités, je me complairais à citer ici tels noms et tels ouvrages récents auxquels sont atta-

chées une estime et une approbation justement ac-
quises.

A Nice, à Menton, l'étude de la constitution et de
l'influence du climat a été faite avec un talent et une
patience qui lui ont valu la sanction des principales So-
ciétés savantes. Les valétudinaires y trouvent les conseils
les plus étendus sur la conduite qu'ils ont à suivre pendant la saison d'hiver. Un seule lacune existait encore,
qui a servi de grand argument à la plupart des détrac-
teurs de notre climat. On a accusé Nice et Menton de
ne jamais avoir fourni des preuves rigoureuses de
guérison de phthisie pulmonaire. On les a accusées de
bien autre chose !.... Lisez l'article NICE dans l'ouvrage
des Climats de M. Gigot-Suard, vous y verrez, à
la suite l'une de l'autre, l'appréciation des auteurs
dont le nom seul fait autorité. Répondre par son opinion propre à ces assertions, c'est entreprendre la lutte
du pot de terre contre le pot de fer. Vous n'inspirerez
aucune croyance, d'autant qu'on vous soupçonnera toujours d'avoir intérêt à vanter le climat du pays dans
lequel vous exercerez la médecine.

Pour obvier à cet état de choses, il fallait employer
des arguments irrésistibles ; et tout le secret consistait
à produire des faits, authentiques et irrécusables bien
entendu, qui auraient fait contrepoids aux opinions des
écrivains distingués et à l'autorité des noms illustres.
Car le fait, lui aussi, est un grand maître : par sa répétition, il compose *le nombre*, une des sources les plus
fécondes de la vérité ; et, par son immuabilité, il forme
une barrière aux empiètements des systèmes, aux rêvas-

series de l'esprit et aux allégations gratuites ou aventurées.

Je crois donc agir dans un sens utile aux malades et aux pays méridionaux, en communiquant aux médecins éloignés de nombreuses observations de guérison de phthisie pulmonaire. Ces observations, bien que très-remarquables, n'en ont pas moins essuyé une critique sévère au sein du Congrès médical de Lyon.

Deux brillants orateurs ont successivement pris la parole pour en discuter la portée. M. Duménil, de Rouen, en traitant de la phthisie pendant la vieillesse, a avancé que les vieillards qui entraient à l'infirmerie de Rouen atteints de phthisie pulmonaire, présentaient tous ou presque tous, à une époque plus ou moins reculée de leur jeunesse, des signes évidents de tuberculisation. En conséquence, il était très-probable que les faits les mieux établis de guérison de phthisie pulmonaire, récidivaient à un âge plus ou moins avancé.

M. Leudet, de Rouen, prétend que les faits recueillis par M. Hugues, de Nice, ne sont pas entièrement probants : « En effet, dit-il, il n'est pas rare de voir des « phthisiques chez lesquels tous les accidents de la « phthisie s'amendent pendant deux, quatre, six ans, « au point d'en imposer pour une guérison complète ; « mais le médecin prudent ne doit pas ignorer, qu'au « bout d'un temps variable, la phthisie reprend sa « marche plus ou moins rapide. Les considérations que « M. Duménil a présentées sur la phthisie des vieillards « viennent encore à l'appui de cette manière de « voir. »

Nous n'ignorions pas , lorsque nous avons recueilli
les faits considérés comme des cas de guérison, que
très-souvent la phthisie pulmonaire suit une marche
lente. Nous savions que sur 114 cas de phthisie, Louis
a constaté que chez 19, la maladie avait duré de deux
à vingt ans ; que Clark, dans sa statistique, était arrivé
aux mêmes résultats. Aussi avions-nous bien spécifié,
dans le courant de notre travail, que les faits avancés par
nous ne devaient pas être rangés dans la même catégorie.

Lorsque la phthisie, qui ne doit pas guérir, s'amende
au point de ne plus offrir aucun symptôme inquiétant
et pour le malade et pour le médecin, toujours, quelle
que soit la rémission, l'auscultation et la percussion
nous fournissent des signes auxquels il est impossible
de méconnaître l'existence du tubercule pulmonaire.
Tandis que, chez nos malades, quelle qu'ait été la lésion,
tubercule cru, cavernes, suppuration, il nous a été impossible, au moment de la prétendue guérison, de
trouver, par l'auscultation et la percussion, aucune
trace d'affection pulmonaire. Nos observations ne per-
dent donc rien de leur valeur.

Quant au fait avancé par M. Duménil touchant la
phthisie des vieillards, nous nous en emparons avec
joie pour en tirer un enseignement bien plus important
au point de vue des malades et de la clinique, que ne
l'ont fait MM. Duménil et Leudet au point de vue
scientifique.

En effet, si la phthisie pulmonaire est fréquente dans

la vieillesse, si les premières manifestations remontent toujours ou presque toujours à la jeunesse, et si, entre ces deux périodes extrêmes, elle reste à l'état latent, il est rigourement permis de conclure qu'un nombre plus ou moins considérable de phthisiques âgés de vingt, vingt-cinq, trente ans, doivent espérer de vivre très-bien portants jusqu'à leur vieillesse, époque seulement à laquelle ils seront emportés par cette terrible maladie.

Les recherches auxquelles nous nous sommes livré pour nous procurer des cas authentiques de guérison de phthisie pulmonaire, entreprises dans le but unique de répondre à une question du programme du Congrès médical de Lyon, nous conduisent à tirer une légitime satisfaction en faveur de Nice et Menton, deux stations d'hiver naguères encore si détractées.

Grasse, cette ville qui semble sommeiller encore loin du bruit du littoral, mérite une mention au même titre. Grasse, dont les valétudinaires connaissent si peu la route, ne doit sa défaveur qu'au manque de confortable dont les étrangers sont si jaloux. Et, sans nous répandre ici en termes pompeux sur l'excellence de son climat, nous ne pouvons nous empêcher de présenter quelques considérations que le simple bon sens médical nous a suggérées.

Nice, Menton, Cannes doivent leur importance climatérique à deux influences combinées : influence de terre, influence de mer ; tandis que Grasse, placée dans les mêmes conditions territoriales, ne peut se prévaloir de l'influence maritime.

Mais l'application du climat de la mer, qui se trouve indiqué dans un grand nombre de circonstances, a son revers comme toutes choses ici-bas; Grasse devient alors un refuge convenable contre l'action trop fortifiante de l'air marin. Et cela d'autant mieux, que les malades cantonnés à Nice, Cannes, Menton, n'ont pas à braver, au cœur de l'hiver, les dangers d'un voyage à Pise, Rome ou Venise.

Que MM. les docteurs de Bottini (de Menton), Scoffier (de Nice), Maure et Doussan (de Grasse) veuillent bien recevoir ici l'expression sincère de ma gratitude, pour l'empressement et la bienveillance avec lesquels ils ont mis le fruit de leur expérience à ma disposition.

Octobre 1864.

PREMIÈRE PARTIE.

FAITS RIGOUREUX DE GUÉRISON DE PHTHISIE PULMONAIRE.

MESSIEURS,

1. — La Commission du Congrès médical de Lyon a justement répondu à un besoin de plus en plus pressant pour les esprits, en mettant au nombre des questions qui doivent se débattre devant un Aréopage scientifique la question de la curabilité de la phthisie pulmonaire.

La manière dont elle s'est exprimée : « *Etablir par des faits rigoureux la curabilité de la phthisie pulmonaire: distinguer parmi les variétés de phthisie, celles qui sont susceptibles de guérison et celles qui ne le sont pas,* » indique assez clairement le but invariable qu'elle s'est proposé : faire reposer l'étude, si complexe, de cette question sur une base solide, l'observation.

L'appel de la Commission aura rencontré de l'écho, nous l'espérons, partout où se trouvent des observations de ce genre, isolées ou inédites, observations qui, réunies entre elles, composeront un nombre puissant, dont l'autorité triomphera du scepticisme, fera loi en médecine et aura une influence salutaire sur l'esprit des malades.

2. — Depuis bientôt quatre mois que nous visitons les principales stations du midi de la France fréquentées par les phthisiques, nous n'avons rien négligé pour réunir le plus de preuves possibles à l'appui de la curabilité de la phthisie pulmonaire. Certes, si nous eussions voulu, sur la foi de tel ou tel médecin, nous emparer de ses observations, et les faire entrer dans notre statistique, nous nous fussions présenté au congrès avec un nombre tout à fait imposant.

3. — Nous avons dû éliminer tous les faits dont l'histoire, plus ou moins ancienne, n'avait pas été fidèlement retracée sur le papier ; tous ceux dont le diagnostic n'était pas basé sur l'auscultation ; ceux sur lesquels un temps, à notre avis suffisant, n'avait pas porté sa sanction ; enfin les observations des malades qui, réputés guéris, n'avaient pas été auscultés à l'époque de la guérison, et dont on n'avait plus entendu parler.

4. — Malgré la sévérité que nous avons apportée dans le choix de nos observations, nous avons pu en réunir encore onze de guérison incontestable de phthisie pulmonaire. Trois d'entre elles nous sont propres ; une très-remarquable appartient au docteur Scoffier de Nice ; une autre au docteur Doussan de Grasse, les six autres sont tirées de la pratique d'un modeste et savant confrère, le docteur

de Bottini de Menton, qui a mis vingt ans de patience à
les rassembler dans le poste hivernal d'observation qu'il
habite.

Nous n'avons pas l'intention de vous donner une histoire détaillée de tous les faits que nous avons en notre
possession ; le récit succinct que nous ferons de plusieurs
d'entre eux sera suffisamment motivé par cette considération ; que la lecture minutieuse de plusieurs observations
qui se ressemblent devient vite monotone devant un audi-
toire nombreux.

Ire OBSERVATION (Dr HUGUES).

5. — Phthisie acquise. Hémoptysies. Dépérissement. Tubercules aux
deux sommets des poumons. Caverne à droite. Vomique. Expulsion
de tubercules. Guérison complète. Etat qui dure depuis deux ans.

Le 5 octobre 1862, le docteur A..... fut consulté par le
nommé B....., âgé de 42 ans. Ce malade a été atteint,
l'année précédente, d'une pneumonie dont il a parfaitement guéri. Son père est mort à 70 ans de catarrhe bronchique ; sa mère vit encore, ses frères sont tous bien portants.

Il rapporte que depuis quelque temps il tousse beaucoup,
la nuit surtout. Mais ce qui l'a engagé à consulter un médecin, c'est qu'il crache du sang. Cependant son appétit
est conservé , ses forces ne sont pas sensiblement affai-
blies ; il continue à travailler à la campagne, traitant son
mal de simple rhume. La seule chose qu'on remarque chez
lui est une altération particulière de la voix.

La percussion relève une submatité très-appréciable
sous les deux clavicules , plus prononcée à droite qu'à

gauche. Sur tous les autres points de la poitrine, résonnance et élasticité normales.

A l'auscultation, expiration rude et prolongée aux deux sommets, à droite craquements caractéristiques, retentissement exagéré de la voix. Partout ailleurs, respiration et voix ordinaires.

Le docteur A..... conseille l'huile de foie de morue, pâte de lichen, repos, bonne nourriture, boissons tièdes.

Cette prescription, surtout la partie hygiénique, ne fut pas très-bien suivie, et « je perdis de vue ce malade, ajoute le docteur A..... jusqu'au mois de mars 1863. »

Quelque temps après cette époque, B..... venait me consulter à Nice. C'est que depuis la visite de M. A..... son prétendu rhume avait bien augmenté. Le mois d'octobre et une partie du mois de novembre avaient passé, et pas d'amélioration. Au contraire, la toux et les crachements persistaient, pas d'appétit, pas de sommeil, les chairs s'en allaient, il était réduit à peu de chose, lui si fort auparavant. Il avait des sueurs nocturnes qui le fatiguaient, il comprenait à la fin qu'il était sérieusement malade.

L'examen attentif que je fis do sa poitrine me démontra de la matité aux deux sommets, mais plus prononcée à droite; expiration rude prolongée, râles sous-crépitants humides, bronchophonie légère. Je lui prescrivis l'huile de foie de morue, des potions calmantes, un cautère sous chaque clavicule, qu'il se garda bien de mettre, de la flanelle, une bonne nourriture et diverses précautions contre la saison d'hiver.

En janvier il revint à moi; mais, cette fois, il pouvait à peine marcher; dyspnée excessive, surtout en montant l'escalier. Les hémoptysies avaient cessé, mais il crachait plus épais, le matin surtout en se levant. Fièvre, matité aux deux sommets, râles humides à bulles moyennes, quelques râles cavernuleux, bronchophonie; tous ces signes se passent à droite. A gauche, retentissement de la voix, quelques craquements (sirop de codéine, lait chaud, cautères).

A la fin janvier, le docteur C..... fut appelé par le malade. Il constata les mêmes signes, le même état général, et lui donna des soins jusqu'au 13 mars 1863, époque à laquelle le docteur A.....fut de nouveau appelé.

Voici quel fut le résultat de la consultation entre les deux médecins : toux quinteuse, crachats très-abondants de matières purulentes et parfois sanguinolentes ; affaiblissement considérable, sueurs nocturnes, un peu d'appétit, sommeil assez bon. Matité sous les deux clavicules, et les fosses sus et sous-épineuses. A gauche, râles souscrépitants, retentissement de la voix. A droite, caverne, pectoriloquie, souffle caverneux (Frictions à l'huile de croton, pilules de tannin, etc.....). Ce traitement, continué pendant 15 jours, n'aboutit à rien, l'appétit se perd, l'affaiblissement augmente, sommeil souvent interrompu; on trouve quelquefois au milieu des masses purulentes de petits noyaux durs qu'on pense être des tubercules (Sirop de codéine, pilules d'essence de térébenthine de Venise, baume Tolu, bouillon, œufs frais, lait).

12 jours après, pas de résultat, l'état du malade s'aggrave, quand tout-à-coup, au commencement de mai 1863, le malade se met à rejeter une grande quantité de pus, et la valeur d'un demi-verre de sang rouge spumeux (sirop de Tolu et de codéine par cuill.).

A partir de ce jour, il n'y eut presque plus de toux, l'appétit et les forces revinrent, le malade dit lui-même qu'il se sentait guéri.

L'auscultation, quelques jours après cet accident, ne démontra plus de râles humides, ni à droite ni à gauche.

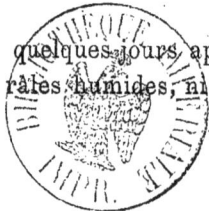

2

Le docteur A..... prétendit qu'il existait à cette époque un souffle particulier sous la clavicule droite : toujours est-il, qu'au mois de juillet suivant, nous fîmes venir le malade à nous, et l'examinâmes avec la plus grande attention.

L'état général est des meilleurs ; le malade mange et dort bien, il a repris une grande partie de ses forces et peut s'occuper à certains travaux.

A gauche, *la submatité a disparu,* le son est normal.

A droite, sous la clavicule, il existe un creux très-appréciable, la percussion y démontre un son clair, mais le doigt trouve une différence dans l'élasticité comparée des deux côtés.

A l'auscultation, à gauche, rien ; à droite, au niveau du creux sous-claviculaire, le murmure vésiculaire est très-faible, et, dans les points environnants, la respiration est plus bruyante et plus rude.

Depuis le mois de mai 1863, le malade n'a plus toussé ni expectoré : nous sommes convaincu qu'il est complètement guéri.

Actuellement, c'est-à-dire un an et demi depuis la guérison, B....., que j'ai revu il n'y a pas 15 jours, a repris sa vigueur passée ; il travaille comme autrefois, et ne se ressent plus de rien. J'ajoute que, de tout l'hiver dernier, il n'a pas été une seule fois malade.

IIe OBSERVATION. (Dr Hugues).

Phthisie acquise. Hémoptysies. Amaigrissement. Sueurs. Tubercules limités au sommet du poumon droit. Matité. Diminution du murmure vésiculaire. Expiration prolongée. Souffle bronchique. Bronchophonie. Craquements. Râle crépitant, râles sous-crépitants humides. Séjour dans le midi de la France pendant l'hiver. Disparition de tous les signes stéthoscopiques morbides et de la matité, retour à un état général parfait.

Il y a environ quatre ans, après un deuxième accouchement, très-heureux du reste, madame A..., 24 ans, qui s'était toujours très-bien portée jusque-là, et qui n'a jamais eu de phthisiques dans sa famille, ressentit des douleurs assez marquées au niveau du sommet du poumon droit, tant en avant qu'en arrière. En même temps, une petite toux sèche se montra, mais comme elle ne fatiguait pas beaucoup la malade, elle ne fut pas traitée. Cependant c'est à partir de cette époque qu'on a pu constater une diminution sensible dans l'embonpoint et dans les forces physiques. L'appétit, jusque-là des meilleurs, commença à devenir capricieux, les digestions plus laborieuses. La malade, qui allaitait alors, attribuait en partie à son allaitement ce qu'elle éprouvait, et, à l'exception d'une bonne nourriture et de quelques amers, elle ne fut soumise à aucun traitement, se contentant de sevrer de bonne heure son nourrisson.

Cet état persista jusqu'au mois de janvier 1862 ; à cette époque, les règles devinrent plus fréquentes (toutes les trois semaines) et très-abondantes ; hémoptysies légères, mais revenant souvent, Les douleurs du sommet du poumon, quelque temps assoupies, reparurent avec la toux sèche ; une fièvre accompagnée de fréquents frissons se déclara, on appela de nouveau le docteur B... et voici ce qu'il constata :

La maigreur avait fait des progrès depuis quelques semaines ; appétit nul, forces diminuées.

Au sommet du poumon droit, en avant et en arrière, les

douleurs sont tellement fortes que la percussion est à peine possible. Matité très-manifeste sur toute la région du sommet du poumon droit en avant et en arrière, mais ayant son maximum d'intensité au niveau du deuxième espace intercostal, à deux ou trois centimètres du sternum, sur une surface très-marquée de trois centimètres. A ce niveau, la plus petite pression du doigt détermine une douleur intense et presque de la suffocation.

La respiration, obscure dans tout le sommet du poumon, a complètement disparu au niveau du point ci-dessus désigné. On y rencontre un peu de râle crépitant, la voix est retentissante dans tout le sommet. Crachats peu abondants, rouillés parfois de sang pur. Le docteur B... conseille une application de dix-huit sangsues, le tartre stibié, uni à la digitale et à l'opium.

L'état fébrile, la gêne de la respiration, la toux et les crachats diminuèrent dès le deuxième jour. Les douleurs prirent aussi un caractère plus bénin, mais la faiblesse n'avait fait qu'augmenter, les antimoniaux furent continués pendant cinq ou six jours, ce qui amena un mieux sensible : la matité est moins grande, la respiration s'entend mieux, il y a encore en avant des bulles de râle sous-crépitant. « Je crus alors avoir à faire, ajoute le docteur B..., à une pneumonie partielle du sommet, mais l'état général de la malade, ce qu'elle me raconta des douleurs antérieures me fit diagnostiquer pneumonie partielle symptomatique de tubercules pulmonaires. Les symptômes de cette pneumonie aiguë furent longs à disparaître complètement et, depuis, la toux sèche, les douleurs du sommet, la matité avec son espèce de noyau, ont persisté. »

Actuellement, c'est-à-dire sept mois après ce qui vient d'être rapporté, matité et douleur au sommet du poumon droit, diminution très-marquée du murmure vésiculaire, expiration rude et très-prolongée, bronchophonie, râles sous-crépitants humides sous la clavicule. En arrière, respiration rude et craquements, toux, expectoration muqueuse avec stries sanguinolentes, amaigrissement considérable, perte de forces, affaissement profond, sueurs nocturnes abondantes. Les fonctions digestives sont tellement troublées que la malade ne peut prendre et supporter qu'une demi-tasse de chocolat pendant toute la journée.

Madame A... arriva dans cet état à Nice en septembre 1862 ; de temps en temps elle crachait un peu de sang : les choses allèrent ainsi jusqu'au mois de novembre, époque à laquelle survint une amélioration si grande du côté des voies digestives que ma malade put se mettre à un régime plus corroborant. Cependant les signes stéthoscopiques restèrent les mêmes. J'établis alors sous la clavicule droite un premier cautère, à la suite duquel il survint de l'amélioration dans la toux, les crachats et la douleur intense sous-claviculaire ; mais ce qui était le plus incontestable, c'était l'appétit considérable acquis et la facilité des digestions. (Bœuf, mouton), deux cuill. à bouche de vin de quinquina tous les matins, une à trois cuill. d'huile de foie de morue avant le repas.

Nous atteignîmes de cette manière le 25 novembre, les crachements de sang disparurent complètement, la toux se calma, le facies changea, il survint un degré d'embonpoint relatif, râles sous-crépitants moins nombreux, craquements dans la fosse sous-épineuse.

1er décembre. Les règles n'apparaissent pas. Nouveaux signes de pneumonie au sommet du poumon, douleurs, râle crépitant, quelques crachats sanglants. (Ventouses, vésicatoire, potion digitale, extr. thébaïque, lait chaud.)

10 décembre. Tous les accidents ont disparu ; nouvelle

pastille de potasse, teinture de gentiane; l'estomac se remet en appétit, et, successivement, madame A... reprit son régime antérieur. (Huile de foie de morue, quinquina.) Les forces revinrent, la malade put sortir et faire des promenades assez longues, la toux se calma, les crachements de sang ne se répétèrent plus, la douleur sous-claviculaire s'amenda.

Dans la dernière partie de décembre, la malade n'était plus reconnaissable; il y avait toujours un peu de toux, mais les forces étaient à leur état normal; la physionomie exprimait la tranquillité et la confiance; l'estomac, et je reviens souvent là-dessus, pouvait tout digérer.

En janvier, les règles revinrent, et il n'y eut aucun phénomène particulier du côté de la poitrine (nouveau cautère).

A la fin de janvier, l'état général n'était plus en rapport avec la lésion pulmonaire et ne laissait plus deviner aucune affection. Dès lors mon attention se porta tout entière sur le sommet pulmonaire, et je fus témoin d'un fait auquel j'avais été jusque-là peu habitué.

La matité diminua petit à petit; tout râle sous-crépitant sec ou humide disparut; la respiration resta un peu rude et prolongée, et la voix plus retentissante qu'à gauche.

Au milieu de février, on pouvait entendre en avant, au niveau de la douleur ancienne, une expansion vésiculaire dont le rhythme n'était peut-être pas tout à fait irréprochable; mais le retentissement de la voix et l'expiration prolongée étaient tellement faibles, qu'en tenant compte de la respiration plus bruyante et de la résonnance plus prononcée qui existent à droite à l'état normal, il eût été impossible à un observateur étranger d'admettre une lésion pulmonaire quelconque.

Madame A... est restée jusqu'à la fin avril 1863 à Nice.
Pendant tout ce temps, les signes stéthoscopiques n'ont
plus varié, l'état général est excellent. Plus rien, en un
mot, n'indique chez elle l'existence d'une lésion orga-
nique. Elle retourna plus tard dans son pays, d'où je ne
l'ai jamais perdue de vue.

M. le docteur B... a pu constater cette guérison, à laquelle il était loin de s'attendre lorsqu'il envoya, en dernier appel, sa malade à Nice.

Voilà bientôt deux ans que cette guérison dure, je suis
en mesure de l'affirmer, car le docteur B... et madame A...
m'écrivent souvent. Madame A... n'est plus revenue à
Nice, elle a passé l'hiver dans un pays très-froid, elle ne
s'est pas enrhumée une seule fois, elle est toujours bien
portante et a repris les occupations et les habitudes
qu'elle avait avant sa maladie.

IIIᵉ OBSERVATION (Dʳ HUGUES).

Phthisie acquise. Toux, expectoration muco-sanguinolente. Dépérissement. Bronchite. Matité sous la clavicule gauche. Râles sous-
  crépitants. Expiration rude et prolongée. Bronchophonie légère.
  Eaux-Bonnes. Cautères. Guérison.

H... est une jeune fille d'une constitution assez bonne.
Ses père et mère se portent bien, deux sœurs qu'elle a,
plus âgées qu'elle, jouissent d'une excellente santé. Elle
n'a eu d'autre maladie dans sa vie que la rougeole
en 1861.

Au mois de mai 1862, je fus appelé en consultation par
le confrère qui l'avait soignée jusque-là, et voici ce que
j'appris des antécédents.

H... s'était enrhumée au mois de novembre 1861 ; depuis cette époque, elle eut toujours une petite toux; elle pâlit, devint plus maigre, et sa mère s'aperçut plusieurs fois que, dans les crachats, il y avait des filets de sang. Ce rhume dura tout l'hiver. Les parents voyant leur fille dans un malheureux état, consultèrent plusieurs médecins qui, tous, condamnèrent la malade. En effet, le médecin traitant s'était aperçu un jour qu'il existait une matité très-bien circonscrite sous la clavicule gauche, en même temps que l'auscultation lui démontrait des râles humides à ce niveau. Tous les traitements qu'il employa n'amenèrent aucune amélioration; la malade prit de là diarrhée et des sueurs la nuit.

C'est sur ces entrefaites que je fus mandé pour donner mon avis, en mai 1862. La matité était très-prononcée sous la clavicule gauche ; l'oreille percevait plusieurs râles sous-crépitants, et l'expiration, plus rude, était prolongée dans la fosse sus-épineuse du même côté. La voix était très-retentissante. Je portai un pronostic fâcheux. Néanmoins voici ce qui fut prescrit : (sirop de Tolu, écorce d'orange, quinquina, huile de foie de morue, lait, vésicatoire et cautère sous la clavicule).

Trois mois plus tard, je reçus une lettre du père, dans laquelle il m'apprenait que sa fille allait beaucoup mieux. Je conseillai à ce moment les Eaux-Bonnes coupées avec du lait chaud. Après un traitement assez long, H... revint complètement à la santé.

Six mois plus tard, j'ai revu la malade avec son médecin habituel, et nous avons constaté ensemble que les râles sous-crépitants, le retentissement de la voix, l'expiration prolongée avaient disparu, ainsi que la matité.

J'ajoute que la bonne santé de H... ne s'est plus démentie jusqu'à présent, et qu'avant de produire son obser-

vation, j'ai percuté et ausculté sans trouver le moindre
signe de lésion pulmonaire.

IVᵉ OBSERVATION (Dʳ Bottini).

Phthisie acquise. Matité sous la clavicule gauche. Diminution du
murmure vésiculaire. Expiration rude et prolongée. Toux. Dyspnée. Séjour à Menton. Usage des Eaux-Bonnes à la source. Guérison.

Madame X... est une jeune dame venant de Paris, en-
voyée à Menton par le docteur Guéneau de Mussy.

Elle a une toux sèche et assez fréquente, de la dyspnée
lorsqu'elle marche trop vite ou lorsqu'elle monte. L'auscultation et la percussion ne dénotent rien au poumon
droit; mais à gauche, dans la région sous-claviculaire, le
son est mat, et le murmure vésiculaire très-affaibli, avec
rudesse. Je diagnostique la présence de tubercules au
1ᵉʳ degré. J'ai prescrit le lait de chèvre chloruré selon la
méthode d'Amédée Latour; elle en éprouve un grand bien.
La toux devient moins forte et moins pénible et la respiration plus facile.

J'ai conseillé à cette dame d'aller l'été aux Eaux-Bonnes,
où elle a séjourné un mois. Revenue à Menton, l'hiver suivant, elle ne présente plus de signes pathologiques au
sommet du poumon droit, et, depuis, la guérison se
maintient.

Ve OBSERVATION (Dr BOTTINI).

Phthisie acquise. Hémoptysie. Matité à droite. Râles sous-crépitants et
retentissement de la voix. Fièvre. Expulsion de pus et de tubercules.
Dès ce moment plus de toux. Guérison.

M. B...., d'une bonne santé, ne compte pas de phthisiques dans sa famille. Au mois de septembre 1862, il fut
atteint d'hémoptysie. Le médecin qui le soignait déclara
à la famille qu'il fallait l'envoyer dans un pays méridional,
pour qu'il y passât l'hiver. Venu à Menton, et confié à
mes soins, j'ai constaté avec la percussion une matité très-
sensible dans la région sous-claviculaire droite et dans la
fosse sous-épineuse. L'auscultation faisait entendre du
râle sous-crépitant dans les mêmes points. La voix y
était retentissante. La respiration était gênée quand il
marchait, et la toux fatigante. Il n'y avait pas d'expectoration, ni de fièvre. Pendant l'hiver, la maladie est restée
on peut dire stationnaire, mais au printemps, la fièvre se
déclara, et après plusieurs jours de toux très-intense, le
malade crache avec du pus des tubercules. Dès ce moment,
le mal diminue, la toux cesse tout à fait pendant l'été.
L'hiver suivant, à son retour, tous les signes morbides ont
disparu ; reste seulement un peu de matité dans le point
qui a été le siége du mal. Voilà un an et demi que cet
état reste le même.

L'huile de foie de morue et les frictions sur le thorax
avec la teinture d'iode, ont été les remèdes auxquels je
l'ai soumis.

VIe OBSERVATION (Dr BOTTINI).

Phthisie acquise. Matité à gauche. Râles humides. Pectoriloquie.
Caverne. Guérison.

M. R...., 30 ans ; ses parents se portent bien ; il n'a
jamais été sérieusement malade avant sa maladie actuelle
qui remonte à six ans.

Il tousse, il crache ; et comme son mal ne guérit pas,
il lui est conseillé de venir à Menton. Les râles humides
et la pectoriloquie me firent diagnostiquer une large
caverne à gauche. Avec l'usage de l'extrait aqueux de
seigle ergoté, la toux diminue peu à peu, l'expectoration
cessa, les râles humides disparurent, les signes de la
caverne restèrent longtemps appréciables. Mais l'état
général était excellent. Il y avait peu de toux, même pendant l'hiver, au bout de 3 ou 4 ans que le malade eut
habité le midi. Il fut complètement guéri. A la place de la
pectoriloquie et du souffle caverneux, il survint une absence de murmure vésiculaire avec affaissement du thorax
de ce côté. Ce malade vit encore aujourd'hui.

VII° OBSERVATION (Dr BOTTINI).

Phthisie acquise. Hémoptysies. Absence du bruit respiratoire. Râle
bronchique. Matité à gauche. Usage des Eaux-Bonnes. Guérison.

M. H...., officier de marine, était depuis deux ou trois
ans sujet à des hémoptysies. Il arrive à Menton au mois
de novembre 1857, et je constate de la pectoriloquie entre

la seconde et la quatrième côte à gauche, avec absence de bruit respiratoire, matité très-sensible dans la même région et râle bronchique dans toute l'étendue du poumon gauche.

Je lui ai prescrit de boire matin et soir une tisane de lichen d'Islande, avec du sirop de phellandrium; de prendre avant les repas, l'huile de foie de morue. Dans l'été, il va aux Eaux-Bonnes. L'hiver suivant, j'ai fait l'examen méthodique de la poitrine et j'ai trouvé que le mal diminuait.

Au printemps, M. H... a repris de la vigueur et un facies qui ne laisse rien à désirer ; les signes du côté de la poitrine ont disparu.

M. H.... revient les années 1859, 1860, à Menton. Sa santé est restée toujours très-bonne; et les seuls signes stéthoscopiques qu'on trouve au niveau de l'ancienne lésion, sont une sub-matité et une diminution de la respiration en ce point. Quoi qu'il en soit, M. H... ne tousse plus et vit encore, en 1864, dans les mêmes conditions de santé.

VIIIe OBSERVATION (Dr BOTTINI).

Phthisie acquise. Matité à gauche. Caverne. Seigle ergoté. Huile de foie de morue. Guérison.

Mme X..., 40 ans, a commencé à tousser l'année 1860. Pendant l'année 1861, la toux augmenta. En 1862, l'expectoration, qui jusqu'alors avait été muqueuse, devint purulente. Avec l'examen de la poitrine, je relève que la région sous-claviculaire gauche est déprimée. Les régions claviculaire et scapulaire donnent un son mat à la percussion. Au sommet gauche, on rencontre la respiration bronchique, la bronchophonie, la pectoriloquie, ainsi que le râle caverneux. Avec l'usage de l'extrait aqueux de seigle ergoté et de l'huile de foie de morue, la malade est revenue à la santé.

Voilà trois ans que Mme X... vient à Menton pendant l'hiver. Les signes que je rencontre au sommet du poumon me permettent de la considérer comme guérie.

IXe OBSERVATION (Dr BOTTINI).

Phthisie acquise. Hémoptysie. Toux sèche, puis purulente. Fièvre hectique. Sueurs. Emaciation. Sonorité exagérée à la région sous-claviculaire gauche. Respiration caverneuse. Râle crépitant. Ronchus. Crachats de sang pur et expulsion d'une masse consistante grosse comme une noisette. Guérison.

M. Z..., Russe, âgé de 34 ans, tempérament lymphatique. L'année 1861, il eut une abondante hémoptysie, à laquelle succéda bientôt une toux sèche, suivie, quelques semaines après, de matières jaunes et puriformes. Quand il est arrivé à Menton, le mois d'octobre, à ces symptômes se joignaient la fièvre hectique, une dyspnée et des sueurs nocturnes très-abondantes. L'émaciation faisait des progrès très-rapides et les forces tombaient.

A la percussion, je trouve que la poitrine conserve un son clair, mais avec une sonorité plus grande à la région sous-claviculaire. L'auscultation me démontre dans cette région que la respiration caverneuse y est très-appréciable, qu'il existe du râle crépitant et du ronchus. Dans le mois de janvier 1862, l'hémoptysie revient, mais peu abondante, suivie d'une diarrhée que j'ai dû combattre avec l'opium.

En février, le malade était arrivé à un tel point de faiblesse et de marasme, que je m'attendais à le voir bientôt succomber.

Le mois de mars, il fut atteint d'une toux beaucoup plus forte qu'à l'ordinaire, et après plusieurs crachats de sang pur, il expectora une masse consistante et grosse comme une noisette. J'ai reconnu facilement que cette matière était du tubercule qui avait déjà subi un certain ramollissement. A la suite de cet accident, et malgré l'état grave du malade dont j'avais annoncé la mort prochaine, la diarrhée et les sueurs cessèrent au mois d'avril. Le pouls qui était à 120 pulsations tomba à 90. L'appétit qui était nul est revenu, la toux diminue, et dans le mois de juin, le malade fut en état de faire des promenades, et puis petit à petit, il a repris une bonne santé.

Depuis deux ans et demi, cette bonne santé se maintient; et si le malade tousse parfois l'hiver, jamais il n'expectore de matières purulentes. D'ailleurs la percussion démontre que la lésion pulmonaire est bien guérie, puisque la respiration caverneuse et les râles divers ont disparu pour faire place à une respiration plus obscure et plus rude en certains points, sans retentissement de la voix du même côté ; et à droite, à de la respiration supplémentaire au sommet du poumon.

L'huile de foie de morue et l'extrait aqueux de seigle ergoté ont été les remèdes auxquels je l'ai soumis.

Xᵉ OBSERVATION (Dr Doussan, de Grasse).

Phthisie acquise. Caverne au sommet du poumon gauche. Matité. Râle caverneux. Dépérissement. Fièvre. Emploi du proto-iodure de fer. Guérison datant de 4 ans. (Observation attestée par le docteur Maure, de Grasse.)

Le 17 août 1860, je fus appelé auprès de Mᵐᵉ M..., âgée de 66 ans, pour lui donner mes soins, en l'absence de mon confrère Isnard, tombé malade, qui la voyait depuis quelque temps. Voici quel fut le résultat de mon examen lors de ma première visite.

Fièvre assez intense, 110 pulsations à la minute, dépérissement, douleur au côté gauche de la poitrine vers le tiers supérieur, matité sur ce point. Râle caverneux, bronchophonie; le reste du poumon fonctionne bien. A droite tout se passe normalement. L'expectoration est caractéristique. Les crachats sont très-abondants, très-consistants, de forme nummulaire et grisâtres. Sueurs copieuses la nuit et le jour, mais principalement la nuit.

Avec cet ensemble de symptômes, le diagnostic n'était pas difficile. Nous étions en présence de tubercules en suppuration depuis assez longtemps. Je fis part de ma manière de voir au docteur Isnard, qui m'avait précédé, et nous fûmes parfaitement d'accord sur la nature et la gravité du mal. Le docteur Maure, qui avait été consulté, fut du même avis.

Jusqu'à ce jour, le traitement avait été nul, la malade étant très-difficile. Je lui fis comprendre que son catarrhe, comme elle l'appelait et comme je continuai à l'appeler, était des plus graves, et qu'il pourrait avoir des suites fâcheuses si elle ne faisait pas les remèdes nécessaires. Je fus assez heureux pour lui faire accepter le sirop de proto-iodure de fer de Gilles, à la dose de deux cuillerées par jour. Comme il était bien supporté, j'ordonnai, quelques jours après, une troisième cuillerée que je fus obligé de supprimer, parce qu'elle fatiguait la malade. La tisane de lichen préparé est prise pendant quelques jours seulement, Mme M..., se refusant à la prendre plus longtemps. Heureusement qu'elle est plus fidèle au sirop de proto-iodure de fer.

Les fonctions de l'estomac se faisant bien, je remplaçai

le régime suivi jusqu'à ce jour par un régime analeptique, consommés, côtelettes de mouton, beefteck, vin de Bordeaux, deux verrées de lait d'ânesse par jour.

Ce traitement est continué pendant longtemps, et nous sommes heureux de constater une amélioration progressive. Tous les symptômes s'amendent, les sueurs et les crachats diminuent jusqu'à devenir nuls ; il en est de même de la fièvre, les forces sont revenues, et le 2 décembre, c'est-à-dire après trois mois et demi de traitement, après avoir usé 500 grammes de sirop de proto-iodure de fer, je cessai de voir Mme M... ; elle était guérie.

Aujourd'hui, 12 septembre 1864, quatre ans après, j'ai revu Mme M..., qui continue d'aller aussi bien que possible. La guérison s'est maintenue. Nous l'avons auscultée de nouveau avec soin, et nous avons constaté que les fonctions du poumon se font parfaitement bien et que l'état de santé est des plus satisfaisants.

XIe OBSERVATION (Dr SCOFFIER, de Nice.)

Phthisie acquise. Toux persistante. Le professeur Chomel diagnostique des tubercules pulmonaires. Faiblesse, oppression, amaigrissement, respiration rude, craquements au sommet des deux poumons. Râles sous-crépitants. Râle caverneux et matité à droite. Séjour à Nice. Eaux ferrugineuses, quinquina. Disparition de tous les signes. Guérison complète. État qui dure depuis 13 ans.

M. L... du M..., d'une bonne constitution, avait joui de la santé la plus florissante jusqu'au commencement de 1851 ; à cette époque, âgé de 19 ans, il fut pris d'une toux d'abord légère, qui alla toujours en augmentant.

Le malade fut soumis à l'usage des tisanes béchiques,

des potions pectorales, des révulsifs, mais tous les moyens employés furent sans résultat.

Il consulta le professeur Chomel ; ce praticien célèbre crut reconnaître une tuberculisation pulmonaire, et conseilla un séjour de quelques mois dans un pays chaud.

Au mois de juin 1852, M. L... du M... se rendit à Nice, il toussait alors presque constamment, sa toux était plus humide que sèche, la voix était souvent enrouée, les forces étaient diminuées à tel point que le malade pouvait difficilement se tenir longtemps debout. Il avait de l'oppression, un amaigrissement très-prononcé et acquis ; la chaleur de la peau était assez élevée.

Une attentive exploration des organes respiratoires me fit entendre la respiration dure et craquante au sommet des deux poumons, et surtout sous l'angle supérieur du scapulum droit. En ce point, de même que sous la moitié interne de la clavicule droite, les râles sous-crépitants étaient humides, et, en certains points, on percevait un râle véritablement cavernuleux.

La sonorité thoracique était diminuée.

L'appréciation de tous les symptômes qui viennent d'être rapportés, inspirait les plus vives inquiétudes, en démontrant, dans le parenchyme pulmonaire, la présence de tubercules crus et des tubercules qui tendaient à la suppuration.

Les conditions climatériques dans lesquelles le malade était placé, secondées par un bon mode hygiénique, l'usage des eaux ferrugineuses, les préparations de quinquina amenèrent en moins d'un an une guérison complète.

A cette époque, la percussion ne retrouvait plus de matité sous la clavicule droite. Les craquements et les râles muqueux avaient disparu avec la toux et l'expectoration purulente, et la santé avait repris son caractère primitif..

M. L... du M... resta encore quelques années à Nice, toujours dans les mêmes conditions de bien-être. Il est retourné enfin dans son pays où il s'est marié. Il a eu plusieurs enfants, qui tous se portent très-bien ; lui-même est actuellement un des agronomes les plus distingués des départements du centre de la France.

6. — Messieurs, les observations que j'ai réunies dans ce mémoire ont-elles bien toutes rapport à la phthisie pulmonaire? Pour ma part, j'en suis convaincu. Tout le monde ne sera pas de mon avis, j'en suis certain, les médecins surtout, qui ne croient pas à la guérison de cette maladie.

Pour eux, toute phthisie à tubercule cru et qui guérit, n'est pas autre chose qu'une simple congestion chronique du sommet pulmonaire ; toute phthisie à tubercule suppuré et qui guérit, est une pneumonie chronique.

Le diagnostic différentiel de ces trois états pathologiques, si tant est qu'ils existent séparément, est très-difficile, sinon impossible dans l'état actuel de la science. Mais en tenant compte de ce fait incontestable, à savoir : que les congestions chroniques essentielles sont si rares, en comparaison de la phthisie pulmonaire, que leur lieu de prédilection ne serait pas le sommet, mais plutôt la base de cet organe, nous sommes en droit, jusqu'à ce que des caractères différentiels soient donnés, de considérer cliniquement comme phthisie pulmonaire, toute affection du sommet du poumon qui se présentera avec de l'expiration prolongée et rude, du souffle bronchique et caverneux,

des râles secs ou humides, du retentissement de la voix,
de la pectoriloquie et de la matité.

7. — Mais j'ai hâte de revenir au point capital de cette
première partie de mon travail, j'ai hâte de m'expliquer
sur la portée que j'attribue aux faits dont je viens de vous
présenter l'histoire.

Tous les malades qui font l'objet des observations précédentes sont-ils radicalement guéris? Oh! Messieurs, je
n'ai ni assez d'autorité, ni assez de présomption pour tran-
cher une pareille question. Mon rôle doit être plus simple
et plus modeste. Je dois seulement vous faire remarquer
que l'on rencontre des phthisiques, qui après une première
secousse se remettent très-bien, et vivent pendant longtemps sans éprouver le moindre accident. Mais toujours
dans ces cas (et ceci résulte des recherches que nous avons
faites) toujours le médecin, qui applique son oreille sur
la poitrine des malades, y retrouve des signes, aussi peu
accusés qu'on le voudra, je l'accorde, mais cependant suffisamment sensibles pour lui laisser des illusions trop
grandes.

Or, Messieurs, tels ne sont pas les faits que j'ai observés
et choisis; chez eux, l'auscultation et la percussion ne
peuvent plus rien vous faire découvrir même après de
longues suppurations pulmonaires.

Concluons donc qu'il serait actuellement encore trop
hardi de les juger d'une manière définitive, mais que la
guérison, à son point de départ, répondrait aux exigences
les plus sévères de l'esprit, si l'on était porté à lui accorder
une confiance illimitée dans l'avenir.

CONSIDÉRATIONS QUI MOTIVENT LES DEUX CHAPITRES
SUIVANTS.

J'aborde maintenant, messieurs, la deuxième partie du

programme. « *Distinguer parmi les variétés de phthisie, celles qui sont susceptibles de guérison et celles qui ne le sont pas.* »

Pour résoudre cliniquement cette question, il faudrait avoir un nombre considérable de faits de tout genre où fussent notés les détails les plus précis et les plus étendus touchant l'âge, le sexe, le tempérament, la durée, les péripéties de la maladie, les diathèses, les prédispositions, etc., etc., toutes choses fort longues, fort difficiles et qui manquent généralement dans les statistiques ordinaires. Il est facile de voir qu'en procédant ainsi il nous serait matériellement impossible d'arriver à une solution satisfaisante.

Nous suivrons une autre marche.

Nous nous proposons, en conséquence, de jeter un coup d'œil historique sur la phthisie pulmonaire, et d'en faire ressortir les époques les plus remarquables. Cette esquisse à grands traits aura l'avantage de nous entraîner sur le terrain qui doit nous servir de base dans les considérations nouvelles que nous allons entreprendre sur la nature et l'évolution du tubercule pulmonaire, considérations qui, comparées à l'expérience des observations précédentes, nous permettront de mieux apprécier les variétés de phthisies en général, celles qui sont curables et celles qui ne le sont pas.

DEUXIÈME PARTIE.

LE TUBERCULE PULMONAIRE.

SOMMAIRE. — *Historique.* — 8. La phthisie pulmonaire avant Bayle et Laënnec. — 9. Doctrine de l'incurabilité. — 10. Opinion d'Hufeland à ce sujet. — 11. Application du microscope à l'étude du tubercule pulmonaire. — 12. L'hétérologisme et le corpuscule tuberculeux. — *Nature du tubercule pulmonaire.* — 13. Altérations qui donnent lieu à la formation du tubercule. — 14. M. Villemin et la cellule plasmatique du tissu conjonctif. — 15. Tubercules locaux et tubercules diathésiques. — 16. La tubérosité et le tubercule. — *Évolution du tubercule pulmonaire.* — 17. Rétrocession graisseuse et crétacée. — 18. Expériences de Burdach, Wagner, Michaëlis et le tubercule local. — 19. Analogies tirées de l'ordre morbide et le tubercule diathésique. — 20. Le tubercule est susceptible d'être résorbé. — 21. Le tubercule et le poumon. — 22. Signes isolés comme indices du travail de résorption. — 23. De l'importance qu'il y a à employer une thérapeutique active avec les signes isolés. — 24. La congestion symptomatique et le travail de résorption. — 25. Faits qui prouvent cette résorption. — 26. Conséquences thérapeutiques.

HISTORIQUE.

8. — L'étude de la phthisie pulmonaire a excité de tout temps, et au plus haut degré, la sagacité des hommes de l'art. Les recherches nombreuses auxquelles elle a donné lieu, si elles n'ont pas eu toute la portée désirable

au point de vue du traitement de cette maladie, n'en ont pas moins jeté une clarté immense dans ce dédale, où les croyances populaires, la science et la routine se donnaient tour à tour la main,

Un regard rétrospectif nous montre dans l'antiquité Hippocrate, Celse, Aëtius, Arétée, Paul d'Égine avec des notions bien vagues sur le tubercule cru, ramolli et suppuré.

A une époque moins éloignée, Valsalva et Morgagni, ces deux grands maîtres, qui ont recueilli de si riches moissons dans le champ de l'anatomie pathologique, ne portaient leurs mains qu'en tremblant sur le cadavre des phthisiques, qu'ils croyaient éminemment contagieux.

Il faut ensuite atteindre le XVIIe siècle pour s'apercevoir combien l'histoire de cette maladie a fait peu de progrès.

Les travaux de Storck, Morton, Sauvages, Baumès, Portal renferment des documents précieux sur l'étiologie de cette affection, mais, en France, l'autorité puissante de Bayle et de Laënnec entraîna les esprits loin de ces idées, inspirées par un sens clinique profond. Nous aurons à y revenir dans le courant de ce mémoire, et nous montrerons combien on a eu tort de rejeter aussi absolument des idées basées sur une saine observation ; nous verrons que les médecins anglais n'ont pas suivi en cela l'impulsion française et qu'ils ont su tirer des différentes conditions étiologiques des indications sérieuses pour le traitement.

A Bayle, Laënnec, Louis, Andral, commence une période fertile en découvertes, et qui a porté bien loin la science de la diagnose de cette maladie.

9. — C'est cependant avec un bien grand regret que l'on voit Bayle avancer la fatale doctrine de l'incurabilité

de la phthisie pulmonaire, doctrine fatale, disons-nous, parce qu'elle a eu pour résultat de paralyser les efforts des médecins qui sont venus après lui et de les laisser désarmés devant un mal contre lequel toutes les armes étaient réputées impuissantes.

Laënnec lui-même, imbu de ces idées sur les produits sans analogues, ne croyait la guérison possible que dans des cas très-restreints, et, chose singulière, il n'admettait la guérison que lorsque le tubercule avait terminé son évolution propre, c'est-à-dire après la période de suppuration. Dans ce cas, le parenchyme pulmonaire, détergé de ses produits incompatibles, pouvait, par une série de réparations, rentrer dans l'état normal.

10. — Au milieu de ce découragement général, qu'on est heureux d'entendre la voix grave et sympathique d'Hufeland, le doyen des médecins d'Allemagne, cherchant à rallier les esprits dans une douce persuasion :

« Lorsqu'on entreprend, dit-il, le traitement d'une » phthisie pulmonaire, il ne faut pas, comme la plupart » des médecins, se laisser dominer par l'idée que la gué- » rison présente peu de chances, car un pareil doute » brise le courage, paralyse les ressources de l'esprit et » éteint jusqu'au désir de rien entreprendre. » On doit, au contraire, se pénétrer de celle que toute phthisie, même la purulente, est curable ; des faits authentiques l'ont démontré sans réplique. A l'ouverture de corps (ce dont j'ai été moi-même témoin), on a trouvé des portions considérables de l'organe pulmonaire détruites par la suppuration et remplacées par une cicatrice parfaite chez des personnes qui s'étaient très-bien servies de leurs poumons (1).

(1) *Enchiridium medicum* ou *Manuel de médecine pratique*, traduit par N. Jourda, p. 322.

Les prédictions d'Hufeland se sont réalisées. Les faits crient aujourd'hui assez haut pour qu'il reste du doute dans l'esprit de qui veut se convaincre.

11. — De plus, l'étude de la phthisie pulmonaire est entrée dans une phase nouvelle.

Le scalpel avait donné tout ce qu'il pouvait donner entre les mains des anatomo-pathologistes de la première moitié de ce siècle. Au delà d'une certaine division, son impuissance était marquée. Il fallait chercher des moyens d'analyse plus intimes.

Il appartenait au microscope d'inaugurer une nouvelle série d'expérimentations qui devaient nous mener à une connaissance plus approfondie de toutes ces altérations qui se présentent à l'œil nu sous le même aspect, et qui sont de provenance et d'assemblages si divers.

Ne croyez pas cependant que ce fût chose facile.

Les nuances, les contours, la forme, le volume, l'état de repos ou d'oscillation qui s'offrent à nous sous le champ du microscope ont besoin d'être sainement interprétés. L'instrument ne trompe jamais ; c'est le micrographe qui, animé de tel ou tel esprit de système, s'égare. Aussi ne nous hâtons pas de conclure, exposons nos découvertes, invitons nos émules à nous contrôler, et lorsque nous serons tous d'accord, nous pourrons nous écrier, comme ce personnage de l'antiquité : Ευρηκα... j'ai trouvé.

C'est pour ne pas avoir suivi ces enseignements que nous avons été témoins, il n'y a pas loin de nous encore, de la désillusion qui, chez les uns, a succédé à un engouement trop prompt et trop irréfléchi. D'autres, au contraire, à opinions établies et vivant en dehors des connaissances micrographiques, se sont montrés incrédules à l'endroit des découvertes qui, présentées la veille, étaient contredites le lendemain, et qu'on aurait pu taxer, non sans quelque raison, de prouesses du microscope.

12. — Cependant des controverses plus sérieuses s'engagent, et, de leur choc, doit jaillir la lumière.

C'est ainsi que la conception des produits sans analogues de Laënnec, soutenue par Vogel, qui lui donne le nom d'hétérologisme, et par M. Lebert, qui l'appelle hétéromorphisme, est combattue par Henle, Rokitansky, Virchow, Addisson; en France, par MM. Mandl, Gubler, Küss, Michel, Velpeau et Delafond.

Le corpuscule auquel M. Lebert avait fait jouer un rôle caractéristique dans le tubercule pulmonaire est victorieusement réfuté par notre excellent ami M. Perroud, de Lyon, et par M. Mandl, qui le retrouvent dans une infinité de productions morbides différentes.

Tout récemment, nous voyons paraître un travail très-important de M. Villemin, de Strasbourg, où l'auteur tente de créer une nouvelle pathologie du tubercule en communiquant ses belles recherches sur la nature, l'évolution et le siége de ce produit (1).

En résumé, quelle que soit la dissidence qui puisse encore régner sur un sujet aussi nouveau, il n'est pas difficile de voir que tous les efforts des micrographes concourent actuellement à établir cette proposition : les tubérosités du poumon qui portent le nom de tubercules pulmonaires ne doivent plus désormais être considérées comme des produits semblables ; elles sont de nature la plus diverse, bien qu'elles offrent une grande analogie dans leur évolution et leur portée clinique. C'est ce qui a déjà fait dire à M. Bouchut, sous forme aphoristique et à

(1) *Du tubercule au point de vue de son siége, de son évolution et de sa nature,* par le docteur J.-A. Villemin.

propos même des lésions pulmonaires : « Les produits morbides ne révèlent pas toujours la nature d'un mal ! » (1).

NATURE DU TUBERCULE.

Jetons donc les yeux sur ce produit innominé, le tubercule. Sa nature est-elle partout la même ?

Écoutons M. Piorry (2). » Les corps désignés sous le nom de tubercules commençants, dit-il, sont fort divers; ils peuvent provenir de sources très-variées. Ils peuvent être constitués par du sang, du pus, par des mucosités , par des liquides de toute sorte, par la matière contenue dans les kystes hydatidiques. Tout corps liquide déposé dans les cavités, qui n'en sortira pas par une ouverture naturelle ou artificielle, qui n'y sera pas absorbé, qui ne s'y organisera pas et qui restera en dépôt, devra par la force des choses prendre l'aspect assigné aux tubercules.»

Voilà bien des assertions qui jurent à côté de celles qui ont cours dans la science. Ne croyez pas cependant que M. Piorry les invente. Morton n'a-t-il pas déjà considéré le tubercule comme un produit inorganique séparé du sang? John Baron, comme une hydatide, qui se remplit à sa mort de matière tuberculeuse? Thomas Read , Carswel n'ont-ils pas cru qu'une lymphe plastique plus visqueuse peut boucher les extrémités des vaisseaux et former des concrétions tuberculeuses? Broussais ne rapportait-il pas le tubercule à l'inflammation des vaisseaux blancs? M. Baron n'a-t-il pas établi que la matière tuberculeuse n'est pas autre chose que du sang sorti des vais-

(1) Bouchut. *Traité pratique des maladies des nouveau-nés.*
(2) Mémoire lu à l'Académie de médecine (18 octobre 1859).

seaux ? Lallemand , Cruveilhier ne pensent-ils pas que
le tubercule est constitué à son début par du pus con-
cret ?

Rassemblez toutes ces opinions, et vous en arrivez à
la proposition qu'a si nettement formulée M. Piorry.
Morton, John Baron, Broussais, Cruveilhier, Lallemand
ont parfaitement interprété les faits qu'ils avaient observés. L'erreur qu'ils ont commise a été d'étendre à tous
les tubercules le même mode de formation,et de les placer,
dans tous les cas, sous la dépendance d'un même état diathésique.

13. — Les altérations qui donnent lieu à la formation
du tubercule pulmonaire peuvent porter : 1° sur les cellules épithéliales, 2° sur les cellules plasmatiques du tissu
conjonctif interlobulaire.

1° Cellules épithéliales.

A. — L'épithélium des vésicules pulmonaires, comme
toutes les productions analogues, est soumis à un renou-
vellement continuel, par suite duquel les jeunes cellules
viennent incessamment remplacer les anciennes. Qu'un
obstacle quelconque s'oppose alors à leur libre élimination,
elles se réuniront en petites masses ou nodus qui se com-
porteront comme les tubercules ordinaires.

Les tubercules qui se forment à la suite de la pleurésie
idiopathique sont produits par ce mécanisme. Les vésicules pulmonaires,comprimées par l'épanchement,ne pou-
vant se débarrasser des vieilles cellules, les compriment
et les changent en masses phymiques.

B. — Les cellules normales de l'épithélium peuvent
prendre un développement exagéré à la suite d'un certain

degré d'irritation inflammatoire (1). Elles sont distendues par de grosses granulations graisseuses, remplissent toute la vésicule, s'étouffent et se détachent, pour ne plus former que des débris organiques qui constituent le tubercule.

C. — M. Villemin a parfaitement établi que la pneumonie franche et la pneumonie catarrhale peuvent être cause de la formation de tubercules.

Dans l'un et l'autre cas, les modifications cellulaires marchent de pair; elles ne diffèrent que dans leur produit final, qui est le globule muqueux pour la pneumonie catarrhale et le globule de pus pour la pneumonie franche. On voit en effet les cellules s'hypertrophier, leur noyau se multiplier par la division en deux, trois, quatre parties du noyau primitif; chaque noyau secondaire s'isole et réunit autour de lui une partie du contenu granuleux de la cellule. Puis la cellule se segmente en autant de jeunes cellules qu'il y a de noyaux. Chaque cellule nouvelle peut subir à son tour les mêmes transformations. Ces divisions successives aboutissent à deux résultats que nous connaissons, le globule de pus et le globule muqueux.

Il arrive souvent que, la prolifération étant excessive, les cellules se tassent les unes contre les autres, le processus morbide est arrêté dans son évolution, il meurt; et s'il reste sur place, il produit de nouveaux tubercules, ou bien le pus et le globule muqueux se forment, et, au lieu d'être éliminés, ils sont retenus dans les vésicules, ce qui produit encore des tubercules.

2° Cellules plasmatiques.

A. — Les cellules plasmatiques du tissu conjonctif peu-

(1) Villemin, loco cit.

vent éprouver des altérations semblables, hypertrophie, multiplication des noyaux, prolifération cellulaire, qui aboutit au globule de pus ou au retour vers la forme primitive avec épaississement du tissu normal.

14. — B. Nous voyons, décrite dans le travail déjà cité de M. Villemin, une altération particulière des cellules plasmatiques du tissu conjonctif interlobulaire qui diffère en tout des précédentes et que l'auteur considère comme la lésion spécifique de la diathèse tuberculeuse.

Cette altération qui s'offre toujours identique à elle-même, dans les cas de diathèse tuberculeuse, a son lieu d'élection dans les cellules plasmatiques pulmonaires. Elle ne succède pas à l'inflammation, mais elle résulte d'une déviation du type normal de nutrition; lésion spécifique, dit M. Villemin, qui se reconnaît aux caractères suivants : les cellules plasmatiques commencent par s'hypertrophier et à multiplier leur noyau. La distension excessive qu'elles éprouvent efface les espaces intercellulaires, les rapproche et finit par les faire presser les unes contre les autres, puis elles s'ouvrent l'une dans l'autre par leur point de contact et confondent leur contenu. M. Villemin, prétend que les noyaux sont mis en liberté et qu'ils ne sont pas entourés d'une membrane cellulaire, tandis que Virchow décrit une cellule accolée aux noyaux. En dernier lieu, le procès morbide est envahi par la dégénerescence graisseuse.

15. — Nous ne sommes entré dans ces considérations histologiques, que pour mieux faire apprécier les conséquences auxquelles l'étude des masses phymiques a conduit les micrographes, et si nous avons présenté la pathogénie du tubercule par la théorie du *tissu germe* de Virchow, et non par celle de *l'exsudat*, c'est que la première nous a paru moins contestable. D'ailleurs, quelleque soit la théorie qu'on adopte, on tombe toujours d'accord

pour admettre que le tubercule se forme dans deux circonstances essentielles : 1° circonstances locales ; 2° circonstances générales.

« La tuberculisation (dit Perroud, de Lyon, dans son
« mémoire sur la tuberculose, couronné par la Société
« impériale de médecine de Bordeaux), la tuberculisation
« peut reconnaître des causes prochaines générales et des
« causes prochaines locales ; c'est du reste ce que l'on
« observe pour les différentes altérations de nos tissus.

« Ne voit-on pas, en effet, du pus se former non seule-
« ment sous l'influence d'un coup, d'une épine enfoncée
« dans les chairs, d'une cause locale en un mot, mais
« encore sous l'influence d'une cause plus générale, d'une
« maladie *totius substantiœ*, d'une véritable diathèse, la
« diathèse purulente ? Ne voit-on pas des eschares, des
« phlegmons, des pustules, etc., se former aussi bien à
« la suite d'une cause perturbatrice locale, qu'à la suite
« d'un état morbide général de l'économie ? Pourquoi dès
« lors s'étonnerait-on qu'il puisse en être de même de la
« tuberculisation, et pourquoi se refuserait-on à reconnaî-
« tre, d'une part, des tubercules formés sous l'influence
« d'un état morbide général et d'une autre part, des
« tubercules dont la formation n'a été sollicitée que par
« des circonstances ou des conditions purement loca-
« les (1). »

Etablissons donc qu'il existe deux sortes de tubercules :

1° Tubercule local.
{
A. Par rétention de l'épithélium normal des vésicules.

B. Par suite des modifications inflamma-toires des cellules épithéliales et embryonnaires.
}

_____

(1) Perroud. *De la tuberculose*, p. 49.

$$\left. 2^{\text{o}} \text{ Tubercule diathésique.} \right\} \begin{array}{l} \text{Par déviation du type normal de} \\ \text{nutrition des cellules plasmatiques du} \\ \text{tissu conjonctif interlobulaire.} \end{array}$$

Le tubercule local provient d'une cause locale, accidentelle, le plus souvent inflammatoire ; le tubercule diathésique, au contraire, se développe sans inflammation sous
l'influence d'une cause générale diathésique.

Cette distinction est capitale, et va bientôt nous donner
la clef des variétés de phthisie pulmonaire.

16. — Voilà donc une infinité de petites tumeurs ou
nodus, qui n'ont aucune similitude ni dans leur cause, ni
dans leur nature, ni dans leur siége, mais une ressemblance
de forme seulement. Il n'y a de justement applicable pour
désigner ce produit, que le mot *tubérosité* proposé par
Requin. Plus tard les choses changeront : ces petits corps
gris, semi-transparents, quelle que soit leur provenance,
iront tous aboutir à un résultat identique, la rétrocession
graisseuse. A ce moment, la composition, la forme, l'évolution seront les mêmes ; vous pourrez leur donner un
nom commun ; vous pourrez les appeler tubercules, à
l'instar de Requin ; le nouveau produit aura suffisamment
de caractères qui motiveront cette dénomination.

ÉVOLUTION DU TUBERCULE.

17. — Reprenons l'étude du tubercule au moment où
la tubérosité est formée.

Si on continue à observer cette tubérosité au microscope, on voit bientôt qu'elle prend un aspect granulo-
graisseux ; puis dans une coction plus avancée, les éléments normaux se dissocient, et à leur place, on finit par
ne plus voir qu'un magma caséeux, dans lequel M. Lebert
avait cru trouver son corpuscule, et où M. Villemin croit

pouvoir reconnaître son seul, son véritable tubercule.
Enfin, à une époque plus reculée, les granulations calcaires
envahissent toute la masse du tubercule.

18. — Un point très-intéressant de l'évolution du
tubercule consiste dans l'explication que l'on a donnée de
cette dégénérescence graisseuse et crétacée.

Il résulte des expériences de Burdach et de Wagner,
que des morceaux de fibrine introduits dans l'abdomen de
pigeons se métamorphosaient en graisse. Michaëlis a
répété ces expériences avec de la viande de veau.
M. Perroud, de Lyon, fait observer que la saponification
du fœtus est encore un fait du même ordre.

L'état graisseux n'est pas la dernière phase de cette
métamorphose. Michaëlis a encore observé, que plusieurs
de ces morceaux de viande introduits dans l'abdomen des
pigeons, finissaient par se cribler de granulations calcaires.

Mettez les tubérosités pulmonaires, véritables débris
organiques, à la place du morceau de veau de Michaëlis,
et l'explication coulera de source. Vous aurez le tubercule
jaune et le tubercule crétacé.

19. — Mais, objectera-t-on, les cellules embryonnaires
modifiées dans leur vitalité et qui sont le point de départ
du tubercule diathésique, participent dans une certaine
mesure à la vie générale, et ne peuvent être considérées
comme des corps étrangers renfermés dans l'organisme ?
Non certes; mais les corps organiques privés de vie et
retenus dans les cavités, ne jouissent pas seuls de la pro-
priété de se transformer en graisse. Les tissus normaux
eux-mêmes peuvent être saisis de cette rétrocession. Cela
se voit, à la suite de la ligature ou de l'oblitération des
artères principales, après la section des nerfs principaux,
à mesure qu'un organe a fini ses fonctions dans l'économie,

à la suite de l'inflammation, surtout avec suppuration, etc...

Dans les paralysies amyotrophiques ou myogéniques, la paralysie générale progressive, ce phénomène s'observe également; dans ce dernier cas, l'altération porte évidemment sur le système nerveux, et pour mieux spécifier, sur les fibres grises des nerfs cérébro-rachidiens, qui président à la nutrition et aux sécrétions. C'est une lésion d'innervation retentissant plus particulièrement sur la nutrition des tissus, diminuant la force de cohésion et de combinaison vitale et produisant des métamorphoses rétrogrades.

Duchenne, de Boulogne, en suppléant au manque d'afflux nerveux par la faradisation localisée, a pu arrêter le progrès de l'atrophie et rappeler même la nutrition.

Dans certains cas de phthisie pulmonaire, il n'est pas rare de rencontrer à la fois des métamorphoses graisseuses dans les poumons (tubercules), dans le cœur, le foie, les reins; faut-il voir là seulement une coïncidence, ou plutôt, n'est-ce pas un même fait, une véritable diathèse graisseuse, qu'on me passe l'expression, dépendant d'une cause plus généralisée que dans les paralysies, et à ce point de vue, serait-il si répugnant d'admettre, que ce qu'on entend par diathèse tuberculeuse, et qui est d'une compréhension si insaisissable, ne fût qu'une lésion encore indéterminée du système nerveux (1) ?

Mais, dans le foie, le cœur, les reins, il n'y a jamais de suppuration ; la raison en est bien simple. Dans ces différents viscères, il n'y a pas comme dans les poumons des

(1) Docteur Cheneau. Le tubercule naît et se développe sous une force vitale ou sous l'influence d'un désordre d'innervation (page 89, *Gaz. méd.*, 1838).

causes incessantes de congestion et d'inflammation. Cet organe, en effet, est immédiatement placé sur le passage de l'ondée sanguine; d'un autre côté, par ses connexions anatomiques et ses fonctions, il subit à la fois les influences externes et les influences internes. Il n'est donc pas étonnant que dans ces différentes réactions pulmonaires, les tubercules agissent en augmentant et perpétuant les congestions et les inflammations de toute sorte, circonstance favorable, comme on sait, à la suppuration.

Poursuivons nos recherches dans l'organisme. Le thymus est une glande volumineuse qui paraît au deuxième mois de la vie intra-utérine, qui s'accroît au moment de la naissance, et même suivant quelques auteurs jusqu'à la fin de la deuxième année, époque à laquelle elle s'atrophie et finit par disparaître. Cette absorption est généralement précédée de la transformation graisseuse; quelquefois le thymus, au lieu d'être résorbé, est envahi par une quantité de molécules calcaires.

20. — Quelle ressemblance avec la fibrine de Michaëlis, qui s'est métamorphosée en graisse, puis en matière crétacée!

Quelle analogie avec le travail de la tubérosité pulmonaire, qui devient graisseux et se charge quelquefois de sels calcaires!

Quel enseignement précieux! La nature change en graisse les tissus qui sont inutiles à l'organisme, comme si, sous cet état, il lui était plus facile de s'en débarrasser. Que si, dans les cas exceptionnels, une cause qui nous échappe s'oppose à cette élimination, nouvel effort de la nature, nouvelle rétrocession, dans laquelle les parties organiques du composé graisseux sont absorbées, et les différents sels, autre composé, sont mis en liberté et restent inoffensifs au sein des parenchymes.

21. — Jusqu'ici le tubercule a suivi une marche naturelle ; rien n'est venu l'entraver dans son évolution. Mais il ne faudrait pas inférer de là que les choses se passent toujours de même ; nous n'avons pas compté avec le poumon, les méninges, la plèvre, les organes importants en un mot, qui le retiennent dans les mailles de leur tissu.

Le poumon est par lui-même, nous l'avons déjà vu, très-sujet aux congestions et aux inflammations. Le tubercule, d'un autre côté, dans ses différentes métamorphoses, et pour sa résorption, sollicite un travail particulier, localisé dans la partie du tissu pulmonaire, qui est immédiatement en contact avec lui. Tel est le trait d'union du tubercule et de l'organisme, *vitalité plus grande du tissu pulmonaire pérituberculeux*, vitalité qui, à l'état normal, reste dans des bornes médicatrices et ne se traduit par aucun trouble de l'état général.

22. — Je me suis demandé, Messieurs, si en envisageant le tubercule comme je viens de vous le présenter, il serait impossible de reconnaître et d'apprécier, au moyen de la percussion et de l'auscultation, ce travail réparateur ? Eh bien oui, cela n'est pas impossible ; je dis plus, cela est facile.

Ne vous est-il jamais arrivé, en examinant un malade qui a toutes les apparences d'une bonne santé, de trouver une sonorité ou une élasticité moindre d'un côté que de l'autre de la poitrine, une respiration moins moelleuse ou plus rude, ou une diminution du murmure vésiculaire, ou bien enfin une expiration légèrement prolongée ? Eh bien, qu'en avez-vous conclu ? Que votre malade était atteint de phthisie pulmonaire ? Oui, s'il est né de parents tuberculeux ; oui, si sa physionomie exprime la tuberculose ; oui, si un grand nombre de signes sont réunis. Mais si vous ne pouvez constater qu'un seul signe, je prends un exemple, de l'expiration prolongée sans rudesse, vous serez moins affirmatif tant que d'autres manifestations ne viendront pas s'ajouter à lui.

Je sais bien qu'il y a des praticiens qui, sur un seul signe, ne balancent pas à se prononcer pour une phthisie pulmonaire, mais je crois reproduire ici l'opinion de la généralité des médecins en disant qu'un seul signe ne suffit pas pour caractériser la phthisie pulmonaire, ou, au moins, qu'il ne faut pas se hâter de porter un diagnostic semblable lorsqu'on constate seulement un seul signe isolé au sommet du poumon ; car tout le monde vous dira qu'il n'est pas rare de voir ces signes isolés disparaître, chez des personnes qui vivent très-longtemps, sans jamais présenter dans la suite aucun symptôme de phthisie pulmonaire.

Cependant, est-ce que la rudesse de la respiration, l'expiration prolongée, l'absence d'élasticité à la percussion, le retentissement plus grand de la voix, etc., etc., réunis ou solitaires sont les signes ordinaires d'une respiration normale ? Non, sans doute. Quelle signification allez-vous leur donner alors, lorsque vous les trouverez isolés ? Aucune. Mais il faut être logique, j'aime mieux encore les médecins qui, sur un seul signe, diagnostiquent la phthisie pulmonaire que ceux qui n'osent pas ou ne savent pas lui donner une valeur, que ceux enfin (et c'est le plus grand nombre) qui se contentent de croire qu'ils ont mal percuté ou mal ausculté, lorsque deux ou trois mois après la première exploration, ils ne retrouvent plus aucun signe.

En conséquence, nous attirons l'attention des pathologistes sur ce point essentiel de l'évolution du tubercule pulmonaire. Pour nous, nous n'hésitons pas à rattacher ces signes isolés à cet état particulier du tissu pulmonaire circum-tuberculeux que nous avons décrit plus haut et qui, dans de justes limites, constitue un travail de réparation et de résorption tuberculeuse.

23. — Les conséquences d'un pareil fait sont capitales dans la pratique.

Toutes les fois qu'on rencontrera un malade avec des signes isolés au sommet du poumon, au lieu de s'endormir sur le peu de gravité que présente un état semblable, il faudra redoubler de zèle et de soins, et ne pas oublier que ce moment est celui où *la nature agit dans le sens de la guérison,* et que par conséquent tous les agents que nous possédons pour lui venir en aide, trouvent leur indication immédiate. C'est ainsi qu'il faudra surveiller l'hygiène des malades, les envoyer aux eaux minérales et les faire émigrer dans un pays à température douce et constante.

24. — L'excès de vitalité des parties du poumon qui sont en rapport avec le tubercule, implique nécessaire-ment l'existence d'une circulation pérituberculeuse plus active et d'une augmentation de vascularité. Or, cette zône vasculaire, créée dans un but de réparation, est le plus grand échec à cette réparation elle-même. S'il était possible de la tenir toujours dans des limites médicatrices, tout irait pour le mieux; mais les conditions anatomiques des poumons, ses réactions incessantes en rendent la gra-duation difficile et le plus souvent impossible. L'hypéré-mie, de médicatrice qu'elle est, augmente vite en étendue et en intensité et devient le premier obstacle à la guéri-son du tubercule (1).

(1) Nous avons vu que le tubercule local naissait le plus souvent à la suite de l'inflammation ; mais cette inflammation formatrice du tubercule, qui n'existe ni dans le tubercule par rétention ni par dia-thèse, disparaît généralement vite et laisse le tubercule à l'état cru.

A mesure que les congestions se forment, elles tendent à récidiver, à se perpétuer, et créent à la longue, dans les tissus qui devaient servir à la résorption du tubercule, des modifications telles que cette résorption est très-difficile. Dès lors, la guérison est exceptionnelle, et la règle, les violentes congestions et inflammations pulmonaires, qui retentissent dans toute l'économie, amènent la suppuration et la mort.

Ce n'est pas que le tissu pulmonaire pérituberculeux qui aura déjà été envahi par la congestion et l'inflammation ne soit plus apte à absorber le tubercule ; cette résorption a lieu, et très-souvent encore.

25. — M. Bouchut, dans ses cliniques à l'hôpital des enfants, a présenté des malades de son service, et en a cité d'autres de sa clientèle privée, chez lesquels il avait constaté des hémoptysies, de la matité relative, de la faiblesse du murmure vésiculaire, de l'expiration prolongée, du retentissement de la voix ; tous ces malades ont parfaitement guéri et au bout d'un temps variable, l'auscultation et la percussion n'ont plus relevé aucune trace de lésion pulmonaire. M. Bouchut considère ces observations comme des cas de congestion chronique du poumon, simulant la phthisie au premier degré.

Quelle raison a-t-il pour s'être formé cette opinion ?

C'est le traitement qui lui en a donné la clef. Si les accidents disparaissent par les eaux sulfureuses froides et chaudes et le séjour à la campagne, c'est une congestion chronique ; s'ils persistent, c'est une phthisie. M. Bouchut, qui devient très-explicite lorsqu'il a traité son malade, est

C'est à partir de ce moment qu'apparaît l'hypérémie médicatrice, qu'il ne faut pas confondre avec la congestion ou inflammation formatrice du tubercule.

au contraire très-réservé lorsque la maladie n'en est qu'à son début; car, « on ne peut se prononcer, dit-il, hardiment sans témérité, ni sans jouer avec le hasard qui peut confirmer une affirmation (1). »

Il faut d'abord dire que M. Bouchut ne croit pas à la guérison de la phthisie pulmonaire, encore moins à l'absorption du tubercule, par conséquent tous les malades observés par lui, qui offrent les signes les plus classiques de la phthisie pulmonaire et qui guérissent, ne sauraient être phthisiques.

Ce ne sera pas d'abord la phthisie pulmonaire; mais ce sera ensuite tout ce qu'on voudra, une congestion chronique du sommet des poumons, par exemple, maladie d'invention facile mais bien rare de fait, si nous nous en rapportons aux cas où l'autopsie seule en a jusqu'ici démontré l'existence.

M. Bouchut a, selon nous, changé la portée de ses observations; il a guéri des phthisies pulmonaires au premier degré, et il a sacrifié tout le mérite de sa thérapeutique à ses convictions scientifiques.

26. — Nous n'avons tant insisté sur ces faits, que parce que nous avions à cœur de montrer l'obstination croissante et les arguments auxquels ont recours les derniers défenseurs de l'incurabilité de la phthisie pulmonaire, devant les cas de plus en plus nombreux de guérison de cette maladie.

Les observations très-remarquables de M. Bouchut nous démontrent encore que les tubercules peuvent être résorbés, même lorsque les congestions et les inflammations ont débordé le rayon vasculaire qui préside à la résorption du tubercule.

(1) Jeudi 16 juillet et mardi 26 juillet 1863, *Gaz. hôpit.*

De là cette nouvelle considération thérapeutique, sur laquelle tous les médecins sont aujourd'hui d'accord ; tenter la guérison de la phthisie pulmonaire par tous les moyens possibles, à cette époque de l'évolution du tubercule.

TROISIÈME PARTIE.

DISTINGUER PARMI LES VARIÉTÉS DE PHTHISIE, CELLES
QUI SONT SUSCEPTIBLES DE GUÉRISON ET CELLES QUI NE
LE SONT PAS.

SOMMAIRE. — 27. Variétés qu'on peut établir dans la phthisie pulmonaire. — 28. Les variétés basées sur la symptomatologie n'ont pas
de portée au point de vue de la curabilité. — 29. Deux variétés de
phthisie: 1º phthisie à tubercule local; 2º phthisie à tubercule diathésique. — 31. Causes de la première variété. — 31. Causes de la
deuxième variété. — 32. Caractères différentiels. — 33. Les deux
variétés sont susceptibles de guérison. — 34. Preuves à l'appui de
la guérison du tubercule local. Preuves fournies par la théorie. —
35. Preuves fournies par la clinique. — 36. La phthisie pulmonaire
à tubercule diathésique ne, guérit qu'exceptionnellement. — Conclu-
sions générales.

27. — Nous connaissons maintenant le siége, la formation, l'évolution du tubercule ; nous savons que ce produit
tient tantôt à des circonstances purement locales et tantôt à des influences générales qui constituent la diathèse
tuberculeuse. De là cette division que nous avons déjà
faite en *tubercule local* et *tubercule diathésique*, division
essentielle, que tous les cliniciens n'ont pas encore adop-
tée en France, et qui cependant nous paraît clairement
démontrée par les considérations que nous avons expo-
sées.

28. — Au moyen de cette donnée, les divisions que l'on peut établir dans les phthisies pulmonaires vont être toutes tracées. Toute autre distinction en vue de la curabilité n'a pas sa raison d'être; elle ne peut reposer que sur les manifestations de la maladie, base essentiellement superficielle et mobile qui variera dans chaque cas avec les susceptibilités individuelles, et ne se reproduira jamais avec des caractères assez prépondérants pour mériter une classification.

Bricheteau lui-même, cherchant les variétés de phthisie à l'époque où le microscope n'avait pas encore éclairé le tubercule sur ces différentes natures, ne peut les trouver nulle part. « La phthisie qui est une, dit-il, consistant « toujours dans le développement de tubercules dans le « poumon, et les altérations qui y donnent lieu et qui « sont consécutives étant les mêmes, à la forme et au « degré près, il est évident que les variétés de cette ma-« ladie qu'on pourrait admettre ne seraient fondées que « sur les modifications de symptômes. Ces modifications « impriment peut-être un caractère différentiel, superfi-« ciel à quelques variétés individuelles, mais au fond elles « n'impliquent pas un caractère d'espèce assez tranché « pour établir plusieurs genres de phthisie; il n'y a en « effet que des différences de forme... » (1).

29. — Si la symptomatologie de la phthisie pulmonaire ne peut nous donner que des différences de forme, la pathogénie du tubercule nous fournira des caractères tranchés pour établir deux variétés de phthisie pulmonaire :

1° Phthisie avec tubercule local ;

2° Phthisie avec tubercule diathésique.

(1) Bricheteau. *Maladies chroniques de l'appareil respiratoire*, page 142.

· 30. — *Phthisie avec tubercule local.* — Cette variété reconnaît pour cause une lésion locale accidentelle, à laquelle succède la tubérosité puis le tubercule, point de départ de tous les accidents de la phthisie.

Parmi les causes, il faut tenir compte de tout ce qui peut amener la « rétention des éléments histologiques des vésicules aériennes, la perversion de nutrition du tissu pulmonaire, le manque ou la diminution de la vitalité dans ce tissu (Perroud), c'est-à-dire la compression, la congestion, l'inflammation, les hémorrhagies et les suppurations dans le poumon (1). »

Les affections herpétiques, rubéoliques, scarlatineuses, rhumatismales, syphilitiques, toutes maladies à fluxions transpositives, peuvent engendrer la phthisie pulmonaire à tubercule local, et principalement l'espèce de phthisie décrite par Villemin (2) sous le nom de pneumonie vésiculeuse, et reconnue par Briau, des Eaux-Bonnes, dans les faits qu'il a publiés (3).

La portée étiologique de ces affections n'avait pas échappé à Morton, Baumès, Portal ; c'est aussi ce qui est pris en considération par nos voisins les insulaires, qui ne manquent pas d'administrer les spécifiques toutes les fois qu'ils trouvent dans les antécédents étiologiques des vices diathésiques quelconques. C'est ce qu'on a fait en France avec succès depuis Laënnec, quand on a trouvé la phthisie pulmonaire et la syphilis greffées sur le même individu (4).

(1) Perroud, loc. cit.
(2) Villemin, loc. cit.
(3) Briau. *Recherches sur une forme particulière de pneumonie chronique (Gazette méd.*, n°ˢ 23 et 24, 1862).
(4) Lagneau. Académie de médecine, samedi 30 sept. 1836.

31. — *Phthisie avec tubercule diathésique*. — Toutes
les causes qui dépriment les forces nutritives et, suivant
Bouchardat (1), tout ce qui tend à diminuer progressive-
ment la calorification, conduisent à cette variété de
phthisie pulmonaire. L'hérédité, la misère physiologique,
les excès de toute sorte, les chagrins prolongés, auxquels
Laënnec attribuait une importance extrême, etc., etc.,
en sont les causes les plus ordinaires.

32. — La première variété débute au milieu d'une
bonne santé, par un tubercule dont la cause locale disparaît le plus souvent. Dans la deuxième variété, un long
travail morbide de tout l'organisme finit par provoquer
la formation et la généralisation des tubercules.

Dans le premier cas, le tubercule seul occasionnera
tous les accidents de la phthisie pulmonaire ; dans le
second cas, le tubercule produira sa phthisie au même
titre que le précédent, mais il trouvera un puissant ad-
juvant dans la diathèse qui l'aura produit, et ces deux
causes morbides se réunissant, imprimeront plus pro-
fondément leur cachet de consomption à toute l'économie.

33. — Quelle est donc, Messieurs, parmi ces deux variétés de phthisie, celle qui est susceptible de guérison
et celle qui ne l'est pas ?

Ces deux variétés offrent chacune des exemples authentiques de guérison; mais, s'il fallait mieux préciser,
nous dirions : la guérison a lieu souvent dans la phthisie
à tubercule local, rarement dans la phthisie à tubercule
diathésique.

34. — Théoriquement, quelles sont les conditions in-

(1) Bouchardat. Supplément à l'Annuaire pour 1861. *Étiologie et
prophylaxie de la tuberculisation pulmonaire*.

dispensables pour la guérison de la phthisie à tubercule local ?

Il faut que le tubercule seul disparaisse ou qu'il soit ramené à un état inoffensif.

Il disparaît par l'expulsion directe ou la résorption ; il est ramené à un état inoffensif par son passage à l'état crétacé.

L'expulsion s'effectue par des moyens variés, par une inspiration lente et profonde, suivie d'une expiration brusque et forte, l'ipéca, les vomitifs (Piorry), ou naturellement quand la suppuration aura ouvert des voies pathologiques.

La résorption, le passage à l'état crétacé demandent des soins particuliers. Il faut maintenir l'état général dans de bonnes conditions de santé, et éviter, par tous les moyens possibles, les congestions et les inflammations pérituberculeuses. Les eaux minérales, les climats tempérés, les révulsifs, etc., sont les agents les plus utiles que nous possédions actuellement.

35. — Cliniquement, nous allons prouver que les observations lues au commencement de ce travail ont pris naissance, marché et guéri, comme les phthisies à tubercule local, et qu'elles doivent être rangées dans cette catégorie.

Sur les onze observations que nous avons recueillies, on peut voir que toujours la maladie a débuté au milieu d'une bonne santé. Pas de phthisiques dans les ascendants ; chez aucun, elle n'a éclaté sous l'influence d'une cause générale diathésique.

Les antécédents sont des bronchites, des pneumonies ou la rougeole.

Dans les observations où il n'y avait que congestion et inflammation autour des tubercules, les signes stéthoscopiques ont disparu en même temps que les symptômes généraux s'amendaient.

Dans 8 cas, les tubercules avaient amené la suppuration.

Dans les observations 1, 5, 9, les malades ont craché beaucoup de pus, et, ce qui paraît incontestable, des tubercules même. A la suite de l'élimination des tubercules, la guérison est arrivée plus ou moins rapidement.

La lésion pulmonaire était toujours circonscrite sur un seul poumon, dans un espace restreint, moins les observations 1 et 11, où les signes de tubercule existaient à droite et à gauche.

Le traitement a consisté en cautères répétés sous les clavicules, huile de foie de morue, opium, chlorure de sodium, sirop de phellandrium, extrait aqueux de seigle ergoté, quinquina, tannin, térébenthine, sirop de proto-iodure de fer, Eaux-Bonnes, hygiène parfaite, habitation ou émigration dans le midi de la France : Nice, Menton, Grasse.

N'est-ce pas là tout autant de données qui caractérisent la phthisie pulmonaire avec tubercule local ?

Absence de causes générales. Causes locales, au contraire, bronchite, pneumonie, rougeole, tubercules circonscrits, survenus au milieu d'une bonne santé. Guérison à la suite de l'élimination du tubercule par la suppuration, ou passage à l'état inoffensif.

36. — La phthisie à tubercule diathésique peut guérir, quoique plus rarement. Cette guérison, bien qu'exceptionnelle, nous paraît incontestable, et s'il fallait appuyer notre opinion par des faits, il nous suffirait de citer ceux de Laënnec, de Prus, de Rochoux, de Cruvellhier, Roger, Hufeland, etc..., qui sont trop connus pour qu'on ne leur accorde pas une foi entière.

Arrivé au terme de notre travail, nous ne pouvons nous défendre d'une certaine crainte, en pensant à la témérité que nous avons eue d'entreprendre l'étude d'un sujet aussi difficile. Nous réclamons toute l'indulgence des hommes si distingués qui nous ont fait l'honneur de nous entendre, et des savants maîtres dont la haute sympathie nous a été si précieuse pendant notre internat.

CONCLUSIONS.

I. — Il existe des faits incontestables de guérison de phthisie pulmonaire.

II. — En étudiant cette maladie dans les stations hivernales du midi de la France, Nice, Menton, Grasse, nous avons recueilli onze observations de guérison.

III. — Ces observations ne doivent pas être confondues avec celles où la phthisie pulmonaire, après une première explosion, reste enrayée pendant 2, 4, 6 ans pour reprendre au bout de ce temps sa marche ordinaire.

IV. — Le diagnostic différentiel de la phthisie pulmonaire, de la congestion et de l'inflammation chronique du sommet des poumons est très-difficile, sinon impossible, dans l'état actuel de nos connaissances.

V. — Les études micrographiques contemporaines nous permettent de ranger le tubercule pulmonaire en deux classes : 1° le tubercule local; 2° le tubercule diathésique.

VI. — Les expériences physiologiques et l'étude de certaines analogies morbides, nous dévoilent le mécanisme par lequel le tubercule passe à l'état graisseux et à l'état crétacé.

VII. — L'état graisseux est l'état le plus favorable pour la résorption du tubercule.

VIII. — L'état crétacé dénote que la résorption s'est incomplètement effectuée.

IX. — Pour que la résorption du tubercule ait lieu, il faut que le tissu pulmonaire circumtuberculeux soit le siége d'une vitalité plus grande.

X. — Les signes isolés indiquent que le moment est propice pour la résorption.

XI. — L'hypérémie, qui accompagne le travail de résorption, empêche par son intensité et sa répétition la résorption du tubercule, et produit à la longue la suppuration et la mort.

XII. — La distinction en tubercule local et en tubercule diathésique conduit à deux variétés de phthisie : 1º la phthisie à tubercule local; 2º la phthisie à tubercule diathésique.

XIII. — Toute variété qui repose sur la symptomatologie n'a pas d'importance au point de vue de la guérison.

XIV. — Toutes les variétés de phthisie pulmonaire sont susceptibles de guérison, mais à des degrés différents.

XV. — Dans la phthisie à tubercule diathésique, la guérison est exceptionnelle.

XVI. — Le raisonnement et la clinique nous prouvent que toute phthisie à tubercule local est susceptible de guérison à toutes ses périodes, si les tubercules occupent peu d'espace au sommet d'un seul poumon, condition qui n'est cependant pas indispensable.

Dans ce cas, tout porte à croire que les accidents de la phthisie sont déterminés par la présence des tubercules, véritables corps étrangers au milieu du parenchyme pulmonaire.

Les observations dans lesquelles l'expulsion des tubercules a été suivie de guérison, viennent à l'appui de ce fait
également d'accord avec les recherches micrographiques
contemporaines.

L'expulsion directe, la résorption et la transformation
crétacée des tubercules amènent la guérison de la phthisie pulmonaire à tubercule local.

La nature seule peut, dans beaucoup de cas, opérer ce
résultat, et quels que soient les desiderata de la thérapeutique à cet endroit, il n'en reste pas moins acquis pour la
science, que des soins locaux habilement dirigés, une
hygiène bien entendue, l'emploi de certaines eaux minérales et de certains médicaments, et le séjour des malades
dans les pays à température douce et constante pendant
l'hiver, constituent des moyens presque toujours utiles et
quelquefois curatifs.

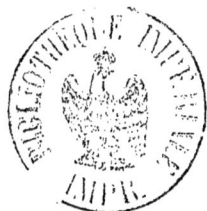

TABLE DES MATIÈRES.

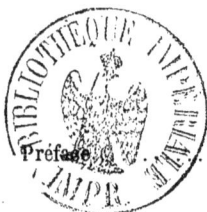

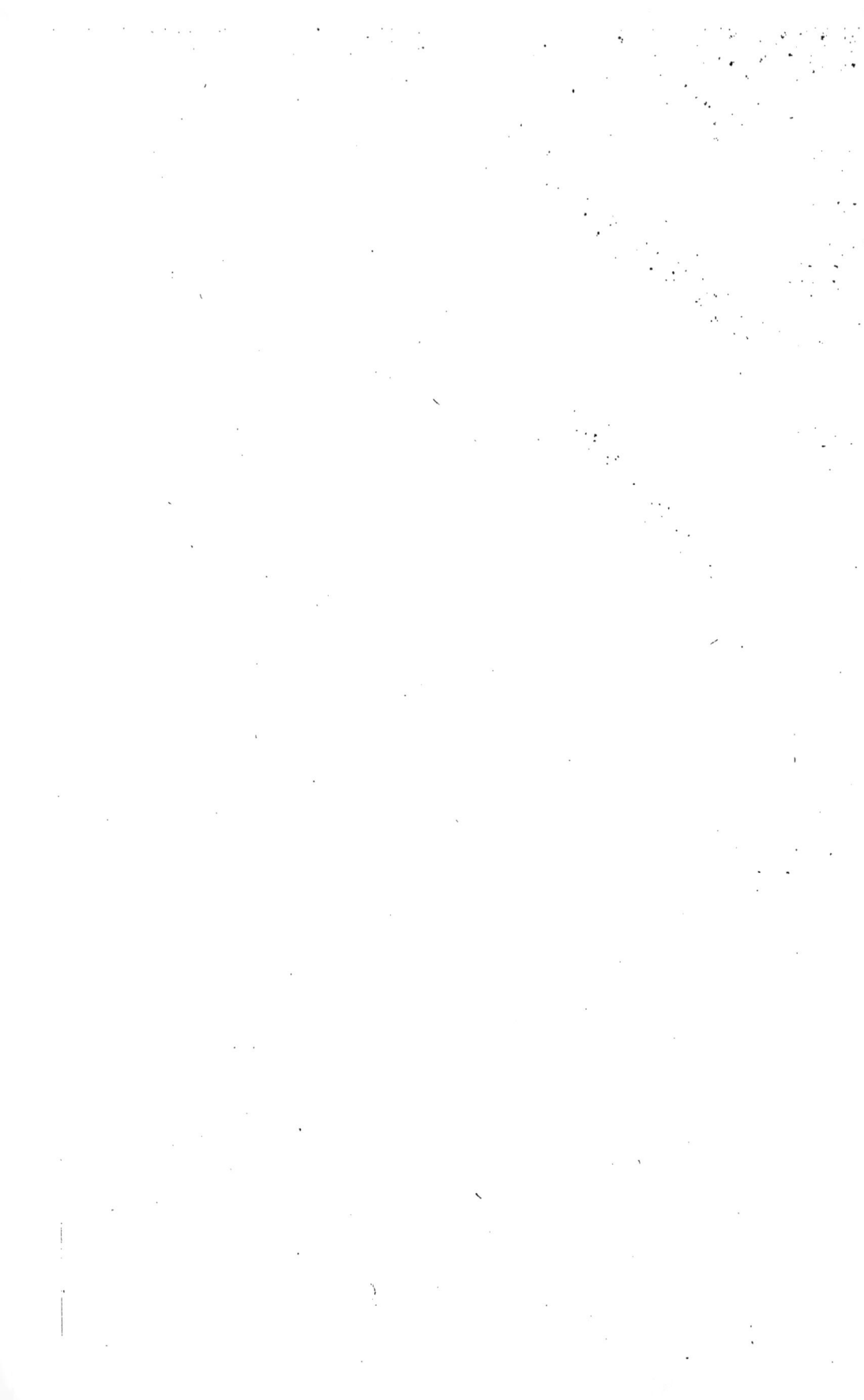

www.ingramcontent.com/pod-product-compliance
Lightning Source LLC
Chambersburg PA
CBHW070815210326
41520CB00011B/1958